DES

DÉVIATIONS DES DENTS

ET DE

L'ORTHOPÉDIE DENTAIRE.

DES

DÉVIATIONS DES DENTS

ET DE

L'ORTHOPÉDIE DENTAIRE

DES SOINS A DONNER AUX ENFANTS

à l'époque de la seconde dentition

PAR J. LEFOULON

DENTISTE, LAURÉAT DE L'INSTITUT.

PARIS

IMPRIMERIE DE W. REMQUET ET Cie,

RUE GARANCIÈRE, 5.

—

1859

PRÉFACE

L'étude anatomique et physiologique des dents a fait de grands progrès dans ces dernières années; la prothèse dentaire est également arrivée à de très-beaux résultats. C'est vers ces parties et particulièrement cette dernière que se sont dirigés tous les efforts des dentistes. Les dents artificielles, dentiers plus ou moins complets, rendent de grands services assurément; nous n'avons pas vu sans plaisir l'art dentaire arriver à reproduire entiers des maxillaires supérieurs ou inférieurs que des maladies chirurgicales ou le couteau du chirurgien avaient enlevés.

Nous nous associons pleinement à ces progrès. Mais le rôle du dentiste n'est pas là seulement. Il ne suffit pas d'être habile mécanicien. Nous ne cesserons de combattre cette tendance vers laquelle paraît incliner la jeune génération.

Il est beau de reproduire artificiellement une

dent au point que la méprise soit possible, mais n'est-il pas plus beau encore de guérir et de conserver la dent malade ?

C'est à cette méthode de conservation que nous nous sommes attachés pendant notre longue carrière, et c'est à elle que nous sommes redevables des quelques succès que nous avons obtenus de temps en temps.

Guidé par cette méthode, nous nous demandâmes s'il ne serait point possible de corriger les déviations de la dentition sans avoir recours aux extractions conseillées par nos maîtres et pratiquées par nos confrères ; extractions irréparables et qui encore n'arrivaient qu'à un résultat bien imparfait.

Nous devions nous tracer une voie nouvelle à cet égard, car si l'idée du redressement de dents avait été émise avant nous, elle n'avait pas encore été fécondée.

L'extensibilité des arcades dentaires et de la voûte palatine chez les sujets adultes, fait absolument méconnu par les auteurs d'anatomie générale et descriptive, nous fut bientôt complétement démontrée par nos expériences.

Nous pûmes dès lors prévoir le succès.

Nous remercions l'Académie des sciences qui a daigné couronner nos efforts et nos résultats.

Notre dessein n'a pas été de faire un long traité des déviations dentaires; nous avons voulu seulement rendre publics nos procédés appliqués au redressement des dents, et permettre ainsi à nos confrères d'arriver aux heureux résultats que nous avons depuis longtemps obtenus.

Placé dans une très-modeste sphère d'actions, nous avons fait tous nos efforts pour ajouter quelque chose à l'art dentaire. Notre but sera complétement atteint si, dans la mesure de nos faibles moyens, nous avons pu contribuer au progrès de la science.

J. LEFOULON.

Paris, 26 juillet 1859.

DES

DÉVIATIONS DES DENTS

ET DE

L'ORTHOPÉDIE DENTAIRE

Nous désignons sous le nom d'Orthopédie dentaire cette partie de l'art du dentiste qui consiste à remédier aux difformités congénitales ou accidentelles des dents (1).

L'histoire des déviations dentaires, longtemps négligée, mérite cependant de fixer toute l'attention du praticien ; il est peu de lésions en effet pour lesquelles il soit aussi souvent consulté.

(1) Toute la partie thérapeutique de ce mémoire a été présentée à l'Académie des Sciences en 1858.

Nous diviserons notre sujet en plusieurs chapitres, que nous allons passer successivement en revue :

1° Anatomie pathologique des déviations dentaires;

2° Leurs causes ;

3° Leurs symptômes ;

4° Leur traitement.

Nous insisterons particulièrement sur le traitement, qui a été pour nous l'objet d'une étude spéciale. Nous terminerons par une série d'observations, que nous pourrions multiplier sans profit, et qui prouvent l'efficacité de nos moyens.

CHAPITRE Ier

1° ANATOMIE PATHOLOGIQUE DES DÉVIATIONS DENTAIRES.

Jetons auparavant un coup d'œil rapide sur l'anatomie normale de la bouche en ce qui a trait à la dentition et spécialement à notre sujet.

Anatomie normale de la bouche.

Les dents sont rangées suivant deux courbes paraboliques et constituent les deux arcades dentaires. Implantées dans les alvéoles, elles y sont retenues par les gencives et le périoste alvéolo-dentaire. La longueur des dents est à peu près égale à l'état normal, de manière qu'aucune ne dépasse l'autre à son bord libre. Elles sont remarquables en ce que chez l'homme seul, à l'exclusion de tous les autres mammifères, leur axe est exactement perpendiculaire à l'horizon. Aussitôt que la direction des dents s'éloigne de la verticale, il en résulte des difformités plus ou moins sensibles et qui sont loin d'être rares, ainsi que le démontre journellement la pratique.

Chaque arcade présente une face antérieure convexe, une face postérieure concave, un bord adhérent ou alvéolaire, régulièrement festonné, un bord libre, mince et tranchant à la partie moyenne, épais et tuberculeux sur les côtés où il offre deux lèvres, l'une externe, l'autre interne.

L'arcade supérieure présente une courbe plus étendue que l'inférieure, d'où il résulte qu'elles se croisent à la manière de lames de ciseaux; les incisives supérieures passent au-devant des inférieures.

A l'état normal, les arcades dentaires sont recouvertes par les lèvres. Celles-ci sont trop courtes quelquefois, alors les dents se trouvent à nu lorsque les sujets ouvrent la bouche. Si cette disposition est poussée loin, la pression de la langue d'arrière en avant n'étant plus combattue par la pression de la lèvre d'avant en arrière, les dents sont rejetées en avant.

La voûte palatine, constituée par deux os, le maxillaire supérieur et le palatin, sépare la bouche des fosses nasales, et se continue en avant avec l'arcade alvéolo-dentaire. En arrière, elle donne attache au voile du palais.

Concave d'arrière en avant, la voûte palatine l'est beaucoup plus dans le sens transversal, — ce degré de courbure varie d'ailleurs suivant les individus. Elle est quelquefois assez profonde pour que la langue la touche difficilement.

Les auteurs classiques ne nous donnent pas de renseignements précis sur les dimensions de la voûte palatine. Nous avons mesuré ses diamètres sur des enfants nouveau-nés, des adultes et des vieillards.

Ils ne varient pas d'une façon appréciable chez ces deux derniers.

Le diamètre transversal pris en avant, c'est-à-dire au niveau du collet des deuxièmes petites molaires, varie entre 0,27 et 0,33 millimètres; en moyenne, il offre 3 centimètres.

Le diamètre transversal pris en arrière, c'est-à-dire au niveau des dernières grosses molaires, varie entre 40 et 42 millimètres.

En moyenne, il a 4 centimètres 1 millimètre.

C'est à ce niveau que la voûte palatine présente la plus grande largeur, — le diamètre antéro-postérieur mesuré du collet des incisives médianes au bord postérieur de l'os palatin nous a constamment donné 45 millimètres.

Pour obtenir le diamètre vertical de la voûte

palatine ou son degré de courbure, nous avons fait passer un plan horizontal par le collet des premières grosses molaires et abaissé ensuite une perpendiculaire à ce plan et à la voûte. Nous avons trouvé la distance entre ces deux surfaces variant, à l'état normal, entre 10 et 12 millimètres.

Ces dimensions sont celles du sujet à l'état frais, car sur le squelette il y a quelques modifications qui dépendent de la muqueuse palatine. — En effet, cette muqueuse présente de 1 millimètre à 1 millimètre 1/2 d'épaisseur à son centre, puis augmente successivement pour atteindre sur les côtés de la voûte 4 millimètres; aussi ne rencontre-t-on plus sur le squelette le plan incliné que forme de chaque côté la voûte palatine à l'état frais.

De plusieurs mensurations faites chez des enfants nouveau-nés, nous concluons que le diamètre transversal présente dans la plus grande largeur de 17 à 20 millimètres. — le diamètre antéro-postérieur (non compris le voile de palais), de 20 à 22 millimètres, et la courbure de la voûte est représentée par une ligne de 3 à 5 millimètres.

Ces notions d'anatomie normale étaient indispensables pour bien faire comprendre la pathologie des déviations dentaires que nous allons maintenant aborder

Nous n'entendons point parler des difformités produites par une altération des parties molles ou dures des régions buccale, parotidienne et maxillaire, telle que kystes, cancers, etc. Les affections du sinus maxillaire, la grenouillette, peuvent amener et amènent presque nécessairement, lorsqu'elles sont portées à un haut degré, des déviations dentaires. Le dentiste ne peut rien dans ce cas, ce sont des maladies du domaine chirurgical. Les déviations ne sont que les conséquences de la maladie principale, c'est elle qu'il faut attaquer.

La dentition nous présente à étudier de véritables anomalies, contre lesquelles la science est, le plus souvent, impuissante; et des irrégularités depuis longtemps bien connues, bien étudiées, mais au traitement desquelles nous croyons avoir donné une puissante impulsion. Passons d'abord en revue les premières.

1° Anomalies de la dentition.

Les anomalies portent sur le nombre, la direction, la situation, l'union et le développement des dents.

Anomalies relatives au nombre.

Tantôt le nombre des dents est augmenté, tantôt il est diminué. Le premier cas est le plus fréquent. Quelques sujets ont présenté cinq incisives, trois canines ou cinq bicuspides. Beaupréau cite un sujet chez lequel existait une double rangée de grosses molaires à la mâchoire supérieure. Quelquefois on rencontre, surtout près des dents de sagesse, des dents surnuméraires, dont la conformation est analogue à celle des canines de lait. Il faut noter que ces anomalies sont d'ailleurs beaucoup plus fréquentes à la mâchoire supérieure qu'à l'inférieure.

Le nombre des dents peut être diminué ; une canine, une incisive, une bicuspide, peuvent manquer. On lit dans les *Ephémérides* qu'un magistrat de Frederikstadt n'avait jamais eu ni canines ni incisives. On trouve dans Fauchard et dans Baumes des observations de sujets n'ayant jamais présenté de dents.

M. Oudet a donné une explication satisfaisante de ces faits qui, au premier abord, paraissent extraordinaires ; ainsi sur deux enfants nouveau-nés il trouva les follicules de la première dentition en pleine suppuration, de sorte que si ces enfants eussent vécu, ils eussent été infailliblement privés de leurs premières dents ; c'est de cette manière qu'il explique les cas d'absence complète de dents.

Anomalies relatives à la direction.

Les dents, dans ce cas, offrent en avant un de leurs bords, quoiqu'elles aient toute la place nécessaire pour se ranger. Elles sont quelquefois complétement retournées, en sorte que leur face labiale regarde en arrière. C'est principalement sur les incisives, les canines et les bicuspides qu'on trouve cette anomalie.

Anomalies relatives à la situation.

Avec M. Oudet, nous distinguerons *l'aberration* et la *transposition*. Dans le premier cas, les dents apparaissent dans une région plus ou moins éloignée des bords alvéolaires. Ce point d'anatomie pathologique a été surtout bien étudié dans ces dernières années : des kystes développés au-dessus du diaphragme, dans l'ovaire, dans le scrotum, ont présenté des poils, des dents, et une matière grasse appelée adipocire. On a expliqué ces faits par l'inclusion d'un germe dans un autre qui a subi tout son développement. On voit combien cette question se rattache peu à notre sujet, aussi n'insisterons-nous pas.

L'aberration des dents peut se manifester dans les parois de la cavité buccale, ou au voisinage de cette cavité.

Barnes a trouvé une dent dans une tumeur considérable, placée au-dessous du globe de l'œil. Le docteur Schill vit se développer, sous la langue, chez un homme de 50 ans, trois dents, dans l'espace de trois mois. Albinus a rencontré une canine dans l'enveloppe montante du maxillaire supérieur, et une autre dans l'apophyse palatine.

La *transposition* s'observe quelquefois entre les canines et les incisives. La bicuspide antérieure peut être située entre l'incisive latérale et la canine.

Anomalies relatives à l'union des dents.

Les dents peuvent être unies par leurs couronnes, par leurs racines, par ces deux parties en même temps. L'union des dents s'établit quelquefois à l'aide de la cloison alvéolaire, interposée entre elles. On peut rencontrer un groupe de dents unies entre elles, une sorte de superfétation. L'exemple le plus remarquable en ce genre est rapporté par M. Oudet dans le *Dictionnaire en* 30. C'était une tumeur située sur la mâchoire inférieure, à la place des bicuspides droites, et qui était constituée par 25 dents, distinctes entre elles par leur forme, leur position et leur direction. Elles étaient reliées par une sorte de ciment de couleur jaune roussâtre.

Anomalies relatives au développement.

L'éruption prématurée des dents est un fait extrêmement rare, nous n'en voulons pour preuve que la discussion qui a eu lieu sur ce sujet au sein de la Société de biologie (séance du 30 avril dernier) entre des observateurs d'un rare talent.

M. Sappey signala comme un fait très-curieux qu'il venait d'observer l'apparition de quatre incisives supérieures chez une petite fille âgée de trois semaines. Il n'y avait pas encore, pour lui, dans la science, une seule observation authentique d'une évolution dentaire aussi précoce. Ce ne fut pas toutefois l'opinion de M. Giraldès : Sans parler, dit-il, du cas, un peu suspect, de Louis XIV qui, suivant certaines chroniques, naquit avec des dents, il existe des faits de ce genre, bien constatés et signalés par plusieurs auteurs anglais, et moi-même, à l'hospice des *Enfants assistés*, j'ai vu un nouveau-né ayant deux incisives.

Il faut s'incliner devant les faits ; nous les tiendrons cependant comme extrêmement rares ainsi que M. Sappey, car MM. Paul Dubois et Blot, dans une très-longue pratique d'acouchements, n'ont jamais rencontré une pareille précocité.

Il est plus fréquent que l'éruption des dents soit tardive et ne se fasse qu'au 10me et au 15me mois. Lanzoni cite le fils d'un apothicaire qui n'eut ses premières dents qu'à sept ans et qui ne commença à parler qu'à cette époque.

Dans la séance du 30 avril, citée plus haut, en regard d'une extrême précocité, M. Broca a signalé un extrême retard dans l'évolution d'une dent. C'est une dent de sagesse qui a poussé chez une femme de 75 ans. M. Broca avait constaté lui-même, quelques années avant, que la personne dont il s'agit n'avait plus une seule dent, et il a constaté, d'une manière non moins positive, la sortie d'une tardive molaire.

Nous ajouterons un fait, qui nous est personnel, analogue à celui de M. Broca.

Un habitant de Montmartre, âgé de 63 ans, présentait à la mâchoire supérieure une saillie anormale, qui entretenait une irritation continuelle; après avoir subi plusieurs traitements infructueux, il vint à notre consultation, et nous pûmes facilement constater dans l'alvéole la présence de la canine permanente libre de toute adhérence. L'extraction fut pratiquée et amena une guérison immédiate.

Existe-t-il des cas de 3me et 4me dentition? On en a rapporté un grand nombre de faits. Ainsi Gehler, M. Serres, signalent des faits de ce genre, mais, quelque confiance que nous ayons en ces observateurs, nous ferons remarquer qu'il est très-facile de se méprendre, les dents temporaires persistant quelquefois bien au delà du temps où elles auraient dû être remplacées. Nous sommes heureux de nous appuyer de l'autorité de M. Robin, qui chaque fois, dit-il, qu'il a pu se renseigner complétement, a vu que les cas précités n'étaient que des cas de seconde dentition tardive.

A l'époque où nous observions le cas cité précédemment d'évolution tardive, nous en rencontrions un non moins remarquable, tant il est vrai qu'un hasard singulier se plaît souvent à grouper en un court laps de temps des faits extraordinaires.

Nous avons vu, en effet, la femme d'un de nos amis, Mme D..., artiste distinguée de la ville, porter à la mâchoire supérieure une seconde petite molaire de lait jusqu'à l'âge de 43 ans. Elle tomba dépourvue de racine, et grand fut notre étonnement de voir survenir la dent de remplacement, comme si Mme D... eût encore été à l'époque normale de la 2me dentition. Nous sommes convaincu que la plupart des observations de 3me et 4me dentition ressemblent plus ou moins à celle qui précède.

2° Des irrégularités de la dentition.

Les irrégularitées siégent :

1° sur les dents ;

2° Sur les arcades dentaires.

Nous les passerons successivement en revue.

1° IRRÉGULARITÉS DES DENTS.

Les dents, avons-nous vu, affectent chez l'homme une direction verticale ; de plus elles sont parallèlement situées l'une par rapport à l'autre. Ces deux conditions, indispensables pour constituer une bonne dentition, viennent-elles à manquer, il en résulte des *déviations*.

Si les dents s'éloignent de la verticale, elles se dirigent en avant ou en arrière, d'où les obliquités *antérieure* et *postérieure*. Qu'elles abandonnent, au contraire, leur parallélisme, les obliquités sont *latérales*.

Les dents peuvent encore subir un déplacement suivant leur axe et exécuter alors un mouvement de *rotation* plus ou moins prononcé, de façon que leur face antérieure devienne latérale ou plus ou moins oblique.

Obliquité antérieure.

Elle peut porter sur les deux arcades dentaires à la fois ; celles-ci forment alors un angle aigu, saillant en avant.

Si l'inférieure seule est oblique, elle croise la supérieure au lieu d'être croisée par elle, comme à l'état normal. Cette difformité constitue une des variétés du *menton de galoche*. Lorsque l'obliquité siége sur l'arcade supérieure, la disposition normale est exagérée, d'où résulte une difformité frappante.

Obliquité postérieure.

Lorsqu'elle existe sur les deux arcades en même temps, celles-ci forment un angle aigu saillant en arrière. L'obliquité en arrière de l'arcade supérieure donne lieu à une seconde variété de menton de galoche. Quand elle est plus prononcée, on constate seulement une application plus immédiate de la rangée supérieure sur l'inférieure.

L'obliquité siége-t-elle à la mâchoire inférieure, les deux rangées cessent de se correspondre par leurs faces opposées comme à l'état normal. Il existe alors entre elles un espace qui varie suivant le degré de la déviation, espace de forme triangulaire, dont la base est en haut et le sommet en bas.

Déplacement par rotation.

Nous l'avons déjà vu constituer une anomalie.

Cette disposition est, en effet, originelle, souvent héréditaire et indépendante d'aucun obstacle extérieur.

Obliquité latérale.

Elle se manifeste lorsque les dents de remplacement trouvent un espace plus grand qu'il n'en faut à leur développement. Elles peuvent alors se déjeter de côté : on l'observe principalement pour les incisives après l'évulsion des canines.

2° IRRÉGULARITÉS DES ARCADES DENTAIRES.

Les arcades dentaires présentent, à l'état normal, de même que les dents, une direction perpendiculaire à l'horizon. L'arcade supérieure croise en avant l'inférieure.

Elles présentent trois modes principaux de rapports vicieux : la *proéminence*, la *rétroïtion* et l'*inversion*.

Dans la *proéminence*, une des deux arcades, ou toutes deux à la fois, sont saillantes en avant.

Elles paraissent très-longues. Cette disposition se remarque spécialement chez certains peuples et est, par conséquent, quelquefois héréditaire. Non-seulement elle rend le visage difforme, mais elle expose les dents à l'ébranlement.

La *rétroïtion* est une difformité opposée à la précédente.

Les dents antérieures se trouvent plus ou moins déjetées en arrière, ce qui nuit à la prononciation, et surtout détermine assez promptement l'usure de la partie antérieure de l'émail.

L'*inversion* se confond avec l'obliquité en avant de la mâchoire inférieure précédemment signalée.

C'est cette difformité que l'on désigne communément sous le nom de *menton de galoche* et qui donne à la figure les traits de la vieillesse.

L'inversion se produit principalement entre les dents antérieures, mais elle finit par amener une discordance dans le rapport des autres dents. M. Oudet a bien expliqué ce fait : « Les molaires supérieures se trouvant plus reculées que les inférieures, leurs tubercules ne se correspondent plus; la face antérieure des dents supérieures est sensiblement usée par le frottement continuel qu'elle a à supporter de la part des dents inférieures.

« Du reste, l'inversion des dents se montre à des degrés différents ; elle peut n'atteindre que les incisives centrales, s'étendre aux latérales, ou comprendre toutes les six dents antérieures ; elle peut être originelle ou acquise, c'est-à-dire dépendre d'une conformation propre des os maxillaires, ou provenir d'une simple déviation des dents. »

Il faut se garder de confondre les obliquités avec la proéminence et la rétroïtion. Dans les obliquités, les dents sont régulièrement implantées sur le bord alvéolaire. Dans la proéminence, l'implantation est plus ou moins défectueuse. Elle se fait en avant ou en arrière de la courbe normale. Si les deux canines de l'arcade supérieure proéminent, celle-ci prend la disposition carrée propre aux carnassiers.

De la combinaison des différents déplacements que nous venons de passer en revue, résulte une difformité, désignée sous le nom d'*Engrènement*. Ce sont des proéminences où des rétroïtions, compliquées d'obliquités.

Ces différentes déviations peuvent amener des lésions de voisinage. Il n'est pas rare de voir ainsi produites et entretenues des ulcérations de la muqueuse buccale, des gingivites plus ou moins rebelles. La voûte palatine perd sa régularité, — elle est rétrécie dans le sens transversal, allongée ; sa courbure peut être extrêmement développée, ce qui existait chez le jeune D..... dont nous rapportons l'observation plus bas.

CHAPITRE II

2° CAUSES ET MÉCANISME DES DIFFORMITÉS DENTAIRES.

Les causes des difformités dentaires peuvent être divisées en prédisposantes, déterminantes et traumatiques.

Causes prédisposantes.

En première ligne nous signalerons l'âge. C'est presque toujours à l'époque de la seconde dentition que se manifestent les déviations. Il n'est pas sans exemple cependant de les voir survenir à un âge beaucoup plus avancé. Nous donnions il y a quelques mois des soins à la femme d'un de nos plus grands avocats, âgée d'environ 40 ans, dont les quatre incisives supérieures présentaient depuis quelque temps une obliquité postérieure ; nous avons pu la faire complétement disparaître par le traitement que nous avons institué.

2° Habitation. La plupart des observateurs ont remarqué que les difformités dentaires sont plus fréquentes dans les villes que dans les campagnes, où cependant l'évolution des dents est beaucoup moins surveillée Elles sont plus fréquentes encore dans les endroits malsains où les règles d'une bonne hygiène ne sauraient être observées. Il survient, dans ce cas, une atonie générale du sujet, un arrêt de développement dans la voûte palatine, et les dents ne trouvent plus la place nécessaire pour se ranger régulièrement.

3° Le langage de certains pays y prédispose manifestement ; c'est lorsque la prononciation exige que la langue vienne frapper fréquemment sur les arcades dentaires.

Causes déterminantes.

La principale cause déterminante est, sans contredit, la négligence que l'on apporte à surveiller l'éruption de la seconde dentition, et, plus souvent encore, la mauvaise direction qu'on lui imprime par suite d'idées fausses et de pratiques vicieuses.

L'extraction prématurée des dents temporaires est fréquemment le point de départ des déviations ou du déplacement des dents, comme aussi l'extraction tardive peut leur donner naissance.

Pour rendre cette proposition plus saillante, arrêtons-nous un instant sur la manière dont se fait normalement la seconde dentition.

L'agrandissement des arcades dentaires avec l'âge, le mode d'alimentation propre à l'homme, exigeaient une dentition autre que celle qui garnit la bouche du jeune enfant jusqu'à l'âge de six ans et demi. C'est à cette époque, en effet, que doit commencer le renouvellement des premières dents, et les organes de la deuxième dentition ont déjà acquis un grand développement. — Chaque mâchoire contient alors vingt-quatre dents, savoir : dix temporaires, dix de remplacement, et quatre permanentes ; les organes de la seconde dentition sont logés dans des alvéoles distincts de ceux qu'occupent les dents temporaires.

Pour que les dents de la deuxième dentition apparaissent à l'extérieur, il faut nécessairement qu'elles écartent les obstacles qui s'opposaient à leur sortie. Les cloisons osseuses qui séparent les deux ordres de dents commencent par s'entr'ouvrir, les racines s'ébranlent et la dent temporaire tombe.

Par quel mécanisme s'opère cette chute? Beaucoup d'opinions hypothétiques ont été émises : le frottement et l'usure produits par les dents secondaires ; l'action d'une liqueur âcre, corrosive, spéciale, sécrétée par des organes spéciaux. M. Oudet a rattaché ce phénomène aux lois ordinaires de l'organisme en l'attribuant à l'absorption. En effet, à l'époque de leur renouvellement, les dents deviennent de véritables corps étrangers, et tout tend à les expulser. Les vaisseaux comprimés n'apportent plus le sang nécessaire à leur nutrition; les racines deviennent rugueuses, inégales, et bientôt leur pointe disparaît; elles diminuent notablement de volume, l'absorption se faisant principalement de la circonférence au centre; l'ivoire est d'ailleurs la seule partie des dents qui y soit soumise.

Lorsque la cloison intermédiaire aux deux alvéoles a disparu, ces deux cavités n'en font plus qu'une. La dent temporaire, dont la racine presque entièrement détruite est comme flottante dans cette cavité, finit par tomber.

Jusqu'à sept ans, vingt dents garnissent les mâchoires. A partir de là, ces dernières doivent recevoir les dents temporaires, et de plus, trois nouvelles dents de chaque côté.

Comment les maxillaires se prêtent-ils à l'arrangement de ces nouvelles productions?

Nous ne pouvons mieux faire que d'emprunter la réponse à cette question au mémoire lu en 1824 par M. Oudet à l'Académie de médecine :

Le développement des os maxillaires nous présente un phénomène unique dans l'économie. Il ne s'opère pas simultanément et d'une manière continue sur tous les points de leur étendue, comme on l'observe pour les autres parties du système osseux. Cela tient à ce que les os semblent composés de deux parties qui, quoique unies entre elles, sont essentiellement distinctes l'une de l'autre par la marche qu'elles suivent en se développant, et par les changements qu'elles éprouvent. De ces deux parties, l'une appartient au système osseux général, se forme et croît sous l'empire des lois qui régissent les autres os ; elle constitue la presque totalité des mâchoires, ou plutôt elle forme réellement, et à proprement parler, les os maxillaires. L'autre partie, également osseuse, et continue avec la première, ne fait point une partie essentielle de cet os, et n'est, à vrai dire, qu'un phénomène mécanique de la dentition ; elle se manifeste en même temps que les organes qui produisent les dents, croît avec ces dernières, en emprunte la conformation extérieure, l'étendue, la direction, subit les changements divers qu'amènent leurs mutations successives ou leurs anomalies, et disparaît avec elles; on la désigne sous le nom de *bords* ou *procès alvéolaires*. — On se convaincra de la vérité de cette proposition, si on considère que, dans le principe, l'intérieur des mâchoires étant entièrement rempli par un limon spongieux, c'est au milieu des aréoles de ce tissu que se montrent les premiers rudiments des follicules dentaires; que bientôt ceux-ci, et plus tard les dents qu'ils produisent, acquérant des dimensions plus grandes, ils dilatent peu à peu les petites cellules dans lesquelles ils étaient renfermés, les pressent de tous côtés contre les cellules voisines, et faisant disparaître de proche en proche, par les effets de cette pression, les porosités qui les séparaient les unes des autres, les réduisent en des lames de substance compacte, dont la réunion constitue les parois solides d'autant de cavités ou d'alvéoles distincts embrassant la couronne des nouvelles dents. Cet état n'est que passager, la dent s'allonge et ne tarde pas à se montrer au dehors; la racine qui la suit occupe moins d'espace qu'elle; aussi, le vide qui en résulte est rempli par le retour de l'enveloppe compacte à son premier état, en sorte que l'alvéole suit complétement les mouvements de la dent, se moule sur la dent. La preuve de ce fait, c'est que, chez le vieillard, après la disparition des dents, la partie accessoire du maxillaire, décrite par M. Oudet sous le nom de procès alvéolaires, disparaît complétement.

Il résulte de ce qui précède que, dans les changements successifs qui s'opèrent sur les mâchoires, tout est passif de la part des procès alvéolaires; tout est actif au contraire de la part des dents.

Quel rapport de volume y a-t-il entre les dents temporaires et les dents de remplacement? Le volume est sensiblement le même (1), et comme le volume des dents donne exactement la mesure des arcs, il semble que l'arrangement des deuxièmes dents doive être très-régulier, puisque l'espace qui leur est préparé est ordinairement proportionné à leur volume. Il n'en pourrait être autrement en effet, si toutes les dents temporaires tombaient à la fois pour être remplacées immédiatement par des organes d'un égal volume; mais le travail de la seconde dentition exige cinq à six ans environ pour être complet.

Les incisives sont les premières à se renouveler.

(1) Les incisives permanentes sont plus volumineuses que les incisives temporaires, mais les bicuspides le sont moins que les molaires de lait, en sorte qu'il y a compensation.

Elles commencent à sept ans et se terminent dans le cours de la neuvième année.

L'incisive médiane est la première qui se montre. D'abord dirigée plus ou moins obliquement, elle ne tarde pas, après quelques mois, à se ranger parfaitement.

Les incisives supérieures se rangent plus facilement que les inférieures.

Pendant le cours de la neuvième année, toutes les incisives sont rangées. Il y a alors quelque temps de suspension, et ce n'est que vers l'âge de dix ans qu'apparaît la première bicuspide; son volume étant plus petit que celui de la molaire de lait qu'elle remplace, elle se range facilement. La canine permanente se montre ensuite, et déviée le plus souvent au début, elle rentre peu à peu et spontanément dans la courbe parabolique.

Là se termine ce qu'on désigne sous le nom de première période de la deuxième dentition.

La deuxième période, plus longue que la précédente, comprend le renouvellement des molaires de lait et l'arrangement des deuxièmes et troisièmes grosses molaires.

Leur agencement influe peu généralement sur la régularité de la dentition, aussi n'insisterons-nous pas sur l'ordre suivant lequel elles se développent. Cette seconde période se termine entre dix-huit et vingt-cinq ans.

En même temps que se fait la révolution des dents, des modifications importantes surviennent dans les os maxillaires eux-mêmes. — Leur diamètre vertical s'agrandit, leur épaisseur augmente notablement, les trous mentonniers s'écartent de la symphyse en se portant en arrière. C'est surtout à leur partie postérieure que les arcs dentaires prennent un développement considérable pour loger les grosses molaires. C'est à cette époque aussi que les sinus maxillaires prennent un grand développement, destinés peut-être qu'ils sont à amortir la pression qu'exercent les arcades dentaires sur les corps étrangers placés dans leur intervalle; les branches du maxillaire inférieur se redressent de manière à décrire avec le corps un angle de moins en moins obtus.

Comment l'extraction prématurée des dents temporaires peut-elle donner lieu aux irrégularités que nous avons décrites?

On doit admettre que les dents de la première dentition soient destinées à maintenir la place réservée aux dents de la seconde. Par leur présence, elles aident au développement des arcs dentaires. Or, il arrive qu'en enlevant prématurément les dents de lait, on diminue l'espace réservé à la deuxième dentition au lieu de l'augmenter. Nous avons observé ce fait un grand nombre de fois dans le cours de notre carrière. Chargé de surveiller la dentition d'un grand nombre d'enfants dans différents pensionnats de la ville, nous apportons à cet égard la plus grande attention et nous sommes heureux d'ajouter que bien rarement, pour ne point dire jamais, un enfant soumis à nos soins ne présente ces difformités choquantes qui sont le résultat de pratiques vicieuses.

En effet, si l'on extrait prématurément les canines de lait, les incisives latérales permanentes envahissent la place réservée aux canines de la deuxième dentition qui ne doivent apparaître que longtemps après, en sorte que celles-ci sortent en dehors de la courbe régulière, se dévient et sont converties en *surdents*.

Dans les cas, au contraire, d'extraction tardive des dents de lait, les permanentes trouvent un obstacle à leur éruption et se dévient encore.

C'est donc par une surveillance très-active et une longue pratique que le dentiste saura reconnaître le moment favorable à l'extraction des dents de lait.

La conformation anormale des mâchoires est

susceptible d'amener des irrégularités dans les rapports des dents permanentes. En effet, les maxillaires qui s'étaient bien développés dans la première période de la deuxième dentition, subissent quelquefois un arrêt de développement dans la deuxième ; les arcs deviennent insuffisants à l'arrangement complet des secondes dents, et il en résulte une irrégularité plus ou moins grande.

Les arcs dentaires peuvent avoir un développement suffisant, et cependant les dents se dévier. Quelle cause faut-il invoquer dans ce cas? On est réduit à des hypothèses. M. Oudet pense que la force active qui pousse les dents hors de leur alvéole subit une modification. Ce sont pour lui des résistances intérieures que les dents déviées rencontrent dans leur développement, et qui les forcent à s'écarter de la voie normale.

On rencontre des enfants dont les dents, bien rangées d'un côté de la bouche, sont très-défectueuses du côté opposé, sans que rien à l'extérieur puisse rendre compte de cette différence.

Quelquefois les arcs dentaires sont favorablement disposés, il existe un espace capable de recevoir les dents permanentes, et cependant celles-ci prennent une direction vicieuse. On ne peut expliquer ce fait que par les rapports anormaux établis entre ces dents et leurs racines.

L'habitude qu'ont certains enfants de porter sans cesse leur main à leur bouche, *de téter leur pouce*, peut encore être considérée comme une cause déterminante.

L'obliquité antérieure de l'arcade supérieure se rencontre plus fréquemment chez les Anglais, ce qui tient peut-être à ce que la langue vient la frapper souvent pour la prononciation de certaines syllabes; dans notre pratique, nous avons trouvé la confirmation de ce fait.

Causes traumatiques.

Signalerons-nous les causes traumatiques ? Elles agissent rarement et, dans ces cas, c'est plutôt au chirurgien qu'au dentiste qu'ont affaire les malades. Un choc, un coup violent, peuvent déterminer la luxation ou la déviation d'une ou de plusieurs dents, et le traitement à suivre varie nécessairement avec l'espèce d'accident.

CHAPITRE III

3° SYMPTOMES.

Nous les diviserons naturellement en physiques et physiologiques.

Les symptômes physiques nous ont déjà occupé à propos de l'anatomie pathologique. C'est une déformation plus ou moins considérable des arcades dentaires, en rapport avec les différentes déviations que nous avons admises. Non-seulement les formes perdent de leur grâce, et la physionomie acquiert quelquefois un aspect repoussant, mais les dents perdent de leur solidité. Elles s'ébranlent, le frottement en use l'émail, elles offrent une couleur terne, surtout dans l'engrèvement. — Les soins de la bouche sont beaucoup plus difficiles à administrer, par suite des dépôts de tartre et de matières alimentaires entre les couronnes et au niveau du collet.

Les symptômes physiologiques, qui peuvent

manquer quand la difformité est légère, sont quelquefois très-appréciables et ont une influence incontestable sur l'état général du sujet.

Les diverses fonctions qui s'accomplissent dans la cavité buccale sont plus ou moins lésées. Lorsqu'il y a obliquité très-prononcée avec écartement des deux arcades dentaires, nous avons vu la préhension des aliments notablement gênée, les substances alimentaires être difficilement saisies par les incisives.

La mastication est souvent incomplète. Or, chacun sait quelle influence elle joue dans la digestion. L'estomac ne tarde pas à s'en ressentir, puis surviennent tous les symptômes si variés de dyspepsie, surtout chez les femmes. Pour peu qu'il y ait chez elles une prédisposition nerveuse, ce que l'on rencontre si fréquemment, le défaut de mastication entretient cet état contre lequel la médecine devient impuissante, tant que la cause principale n'est pas supprimée.

La mastication de certains aliments est quelquefois complétement impossible.

La salivation éprouve aussi parfois des modifications. La salive est, en effet, moins complétement retenue dans la cavité buccale; une partie s'écoule à l'extérieur; les aliments sont moins humectés:

nouvelle source de trouble pour les phénomènes digestifs.

Le symptôme physiologique le plus fréquent, et que l'on constate de la façon la plus évidente, est une certaine difficulté dans la prononciation. On conçoit quelle importance il acquiert chez les sujets que leur position expose à parler en public. Nous avons observé quelquefois le bégaiement, entre autres chez un jeune garçon dont nous rapportons plus loin l'observation. Il disparut complétement avec la difformité (1).

Dans l'engrènement des dents, il reste souvent entre elles des parcelles alimentaires que les soins de propreté les plus minutieux ne sauraient enlever complétement ; de là résulte parfois une haleine plus ou moins fétide.

Le *pronostic* des déviations dentaires résulte nécessairement des considérations précédentes. Peu grave d'une manière générale, il prend de la gravité lorsque les fonctions digestives sont troublées. C'est alors une opération de nécessité, celle qui a pour but d'y apporter remède.

Si l'on considère cependant que les déformations

(1) Le même sujet a présenté une surdité presque complète, qui a disparu avec la difformité dentaire. Est-ce une simple coïncidence ?

sont parfois tellement choquantes qu'elles peuvent influer sur l'avenir des sujets, surtout du sexe féminin, on comprendra que le dentiste doit apporter tous ses soins à les faire disparaître, lorsque l'opération d'ailleurs ne présente aucune espèce de danger et peut être exécutée sans douleur.

Nous dirons un seul mot de la *marche* des déviations dentaires. Si elles n'augmentent pas avec l'âge, on peut être certain qu'elles ne disparaîtront et ne diminueront jamais sans les secours de l'art.

CHAPITRE IV

4° TRAITEMENT.

Le traitement des déviations dentaires, ou l'*orthopédie dentaire* proprement dite, est, à coup sûr, une des branches les plus importantes de notre art. Elle était cependant une des plus négligées au début de notre carrière. Ce n'est pas que depuis longtemps on n'eût senti la nécessité de redresser les dents, mais les moyens employés étaient si imparfaits que les rares succès obtenus étaient achetés par le sacrifice d'une ou de plusieurs dents saines. Passons rapidement en revue les moyens employés par nos devanciers.

Ils varient avec les différentes obliquités.

Pour les obliquités latérales, plusieurs moyens ont été mis en usage. Les principaux sont : l'interposition entre les dents déviées d'un coin de bois qui, se gonflant dans la bouche, en opère l'écartement.

La lime et l'évulsion ont également été conseillées. D'autres ont tenté l'application d'une ligature qui, fixée à la dent voisine, ramène peu à peu vers elle la dent déviée.

Pour les obliquités antérieures, on conseillait l'évulsion de la bicuspide voisine de la canine, puis on opérait des tractions à l'aide de fils métalliques allant se fixer à un palais artificiel.

Si l'obliquité portait sur la mâchoire inférieure, on avait recours au plan incliné déjà mentionné par Hunter.

Les obliquités postérieures, regardées comme incurables par certains praticiens, étaient traitées par la lime, le bâillon et le plan incliné. Dans le *Répertoire général des sciences médicales*, M. Oudet a conseillé pour cette difformité la luxation des dents. On remédiait aux rotations simples ou déviations des dents suivant leur axe, par la lime, lorsque la cause résidait dans un défaut d'espace. Les ligatures, les plaques et la pince droite sont encore employées dans ce cas.

M. Oudet a donné le précepte d'en pratiquer la luxation avec le tirtoir, de les retourner ensuite avec une pince en les soutenant avec les doigts et de les contenir avec un cordonnet de soie.

Nous rejetons complétement cette luxation artificielle des dents ; c'est une opération douloureuse et d'un succès très-problématique.

Nous ne saurions mieux mettre le lecteur au courant des moyens employés avant nous qu'en extrayant quelques passages de l'article très-remarquable d'ailleurs, de M. Oudet, dans le *Dictionnaire* en 30 volumes. Après avoir reconnu que la lime, le coin de bois, la ligature, n'atteignent pas constamment leur but et ne sont pas même exempts d'inconvénients, il dit, en parlant de l'obliquité antérieure : « Lorsqu'elle est récente, il suffit d'ôter la dent temporaire voisine pour la voir disparaître; mais si elle existe depuis longtemps et que toutes les dents soient renouvelées, elle offre des difficultés bien plus grandes. Les plaques et les ligatures qu'on applique alors n'ont souvent d'autre effet que d'ébranler ou de déplacer les dents voisines, car le plus difficile n'est pas de les ramener au niveau des autres, mais de les y maintenir. Lorsque cette irrégularité affecte les incisives latérales et qu'elle devient une cause de difformité, on est quelquefois obligé d'en faire le sacrifice, sauf ensuite à rapprocher par des ligatures les dents voisines du vide. »

M. Oudet ne voit donc en définitive qu'un seul moyen, l'évulsion d'une dent, et encore ce moyen n'est pas certain.

Pour l'obliquité postérieure, M. Oudet recommande le bâillon, le plan incliné. Mais si, dit-il, l'irrégularité existe depuis longtemps et que les progrès de l'ossification aient permis aux productions morbides de s'affermir dans leurs rapports avec les parties qui les environnent, dans ce cas, les résistances à surmonter étant plus grandes, les efforts de l'art doivent être plus énergiques. L'extraction est encore dans ce cas le moyen suprême.

En 1802, dans son *Traité de l'art du dentiste*, Lafargue ne conseillait pas autre chose. Il faut, dit-il, *ôter la dent* qui est hors de rang et rapprocher les autres par la ligature.

Nous croyons avoir suffisamment démontré combien l'art était impuissant contre les déviations dentaires. Tous les auteurs s'accordent à considérer l'engrènement comme complétement incurable.

Au début de notre carrière, nous mîmes en usage les différents procédés alors connus, et presque aussitôt, reconnaissant tous leurs inconvénients, nous cherchâmes une autre méthode.

Un fait connu de tous les anatomistes et des physiologistes nous guida dans cette nouvelle voie. Nous avons vu qu'à partir des premières années jusqu'à l'âge adulte, la voûte palatine s'accroît dans toutes ses dimensions; la mâchoire inférieure s'allonge et s'élargit, et les arcades dentaires suivent exactement dans tous les sens la voûte palatine et le maxillaire inférieur.

Chez un enfant, il est donc possible, soit par des tractions répétées à de courts intervalles, soit par les instruments dilatateurs appropriés, de contraindre la voûte palatine à s'étendre dans un sens plutôt que dans un autre et de dégager ainsi les dents qui affectent une disposition vicieuse.

Ce n'était pas assez. L'art ne doit pas seulement intervenir sur des enfants, mais aussi sur des adultes. J'hésitai un certain temps à employer les mêmes moyens.

J'avais appris en effet à considérer, avec tous les anatomistes les arcades dentaires comme parfaitement inextensibles après que l'accroissement général est terminé, vers l'âge adulte. Or, les essais, que je tentai m'amenèrent bientôt à reconnaître que c'est là une complète erreur. En effet, à l'âge de vingt ans et au delà, il est possible d'obtenir un certain élargissement des arcades dentaires et de les amener à la configuration qu'elles auraient dû prendre. C'était là un résultat intéressant pour la physiologie du tissu osseux, et dont la pathologie ellemême devait tirer profit.

La méthode que j'ai établie sur cette heureuse propriété, permet de remédier aux vices de conformation des arcades dentaires beaucoup plus complétement qu'on ne l'avait fait jusqu'ici. Elle est d'autant plus efficace que la cause réelle des grandes difformités des dents ne provient pas, comme on paraît disposé à le croire, d'une disposition défectueuse des follicules dentaires ; dans la plupart des cas, en effet, le sommet de la racine n'a subi aucun déplacement. La vraie cause, il faut la chercher dans un vice de développement portant sur les arcades elles-mêmes, la voûte palatine ou le maxillaire inférieur. Dès lors c'est sur ces dernières parties qu'il est naturel d'agir, et l'expérience est ici tout à fait d'accord avec le raisonnement.

Les moyens à employer varient suivant qu'il s'agit d'un enfant ou d'un adulte, suivant que la difformité est bornée à une ou deux dents ou bien qu'elle s'étend à plusieurs dents et aux arcades dentaires.

S'il s'agit d'un enfant et si nous n'observons pas un trop grand resserrement des dents, nous nous contentons d'introduire dans la bouche les deux pouces, pour la mâchoire supérieure, et par des tractions ménagées, mais fréquentes, nous nous efforçons d'écarter les arcades dentaires. Nous pratiquons cette petite opération sous les yeux des parents et nous les engageons à la répéter plusieurs fois par jour. Les tractions, d'ailleurs, peuvent être faites par l'enfant lui-même.

Pour la mâchoire inférieure, nous employons les deux doigts indicateurs. Nous avons ainsi constamment obtenu d'heureux résultats. Les dents se redressent et reprennent leur place normale. Souvent même nous avons gagné assez de place pour faire revenir les canines au même rang que les autres dans le cas où, par suite, d'une extraction prématurée des canines de lait, elles avaient été converties en surdents.

Ce n'est que dans les circonstances tout à fait exceptionnelles que l'on peut pratiquer l'extraction d'une dent adulte pour remédier aux déviations; jamais nous ne l'avons fait dans aucune de nos observations.

Mais s'agit-il de difformités provenant de l'étroitesse extrême des mâchoires, les tractions répétées, faites en différents sens, à l'aide des doigts, deviennent insuffisantes; il faut recourir à des moyens plus puissants, à des forces qui, appliquées tantôt concentriquement, tantôt excentriquement sur l'arcade, portent leur action sur la couronne des dents mal disposées, le plus près possible de leur collet.

Ces considérations nous donnèrent l'idée de nos ressorts, dont l'application ne nous a jamais trompé. Nous les avons employés avec un entier succès dans le traitement de toutes les obliquités, avec ou sans engrènement, et nous avons pu, avec leur secours, ramener à des dimensions normales les voûtes palatines trop étroites.

Les deux cas les plus ordinaires d'obliquité qui se présentent, sont : ou une simple inclinaison soit en avant, soit en arrière, sans rotation des dents sur leur axe, ou une inclinaison combinée de rotation.

Pour les combattre, nous employons un seul ressort façonné en forme de fer à cheval, de telle sorte qu'il suive exactement toutes les inégalités des dents, et qu'en avant, ou plutôt à son centre, il laisse un certain espace entre les dents que l'on veut redresser.

Nous avons soin de lui donner un peu plus d'écartement que l'espace qu'il doit occuper, et comme le métal dont il est composé (d'or) est essentiellement élastique, il agit d'une manière incessante et excentrique sur la couronne des grosses et petites molaires, et enfin sur toutes les dents pour lesquelles ce soin est devenu nécessaire. Son extension est même puissamment favorisée par les fonctions de la mastication.

Cette méthode a l'avantage de ne produire ni gêne ni douleur.

Nous appliquons notre ressort sur la face interne des arcades dentaires, supérieures ou inférieures, suivant le siége de la difformité. La durée de son application varie nécessairement suivant l'âge des sujets et le degré de la déviation. En moyenne, nous le maintenons de six à dix mois. Les ressorts doivent être modifiés d'ailleurs à mesure que la guérison fait des progrès. — On verra dans notre 2e observation que nous apportions ces modifications deux ou trois fois par semaine, ce qui a singulièrement hâté le retour des dents à une direction normale.

OBSERVATIONS

1re OBSERVATION. — Planche 1.

Nous avons été consulté, le 15 décembre 1855, par Mlle E....., âgée de quinze ans cinq mois. Bonne constitution en apparence, tempérament sanguin, dents bonnes, bien faites et assez belles, les incisives et canines supérieures très-proéminentes et faisant saillie sur ses lèvres; au contraire, les petites et grosses molaires rentrant et faisant de la voûte du palais un passage étroit et profond. Il résulte de cet ensemble, qu'en dépit de traits réguliers, la physionomie est sans grâce, et la bouche d'un aspect désagréable. Nous avons employé nos ressorts extenseurs; nous donnons sous le n° 1 le modèle de la bouche avant l'application de notre procédé, et sous le n° 2 le modèle après l'opération. Sur ce dernier figure le ressort dont l'empreinte a été prise avec celle de la bouche; au surplus, nous joignons ici le ressort même qui nous a servi pour cette opération, ainsi que le dessin et les modèles.

D'après ce modèle, on peut constater sur le n° 1 l'étroitesse du palais en mesurant la distance d'un côté à l'autre de la bouche, mesure prise du centre de la couronne de la première petite molaire du côté droit au centre de la couronne de la première petite molaire du côté gauche.

Cette distance est de 3 centimètres, tandis que sur le second modèle la distance prise des mêmes places est de 3 centimètres 7 millimètres.

Ce résultat important a été obtenu du 15 décembre 1855 au 1er juillet suivant.

Nous devons ajouter que la jeune personne, indisposée pendant six semaines, a dû interrompre notre traitement durant le cours de cette maladie, et qu'en outre, pensionnaire dans un couvent, elle ne pouvait se présenter à notre cabinet qu'une fois la semaine.

2e OBSERVATION — Planche 2.

En mars ou avril 1856, Mlle D.... (Léonie), nous a consulté sur une obliquité antérieure de la bouche, notamment de la mâchoire supérieure, dont les dents faisaient saillie sur les lèvres.

Cette jeune personne a vingt ans, une belle et forte constitution, des dents d'une grande pureté; mais, malgré sa beauté remarquable, la saillie formée par les incisives donne quelque chose de désagréable à son visage.

On peut remarquer que le modèle n° 1, pris au début de l'opération, a une proéminence excessive et une grande étroitesse de la voûte palatine. La distance d'un côté à l'autre de la bouche, prise ainsi que nous l'avons indiqué dans notre 1re observation, offre 3 centimètres un millimètre. Au 1er juillet 1856, elle devient de 4 centimètres, comme on peut le voir sur le modèle n° 2. C'est donc un résultat de 9 millimètres d'extension, en trois mois et demi. Aujourd'hui la bouche a acquis sa régularité et sa grâce, et cette opération ne nous laisse rien à désirer, tandis que celle de notre 1re observation n'est pas entièrement achevée.

Ajoutons en terminant qu'on doit apporter des modifications aux ressorts au fur et à mesure des progrès de l'opération. Ces modifications, que nous faisions deux ou trois fois la semaine dans notre 2e observation, nous ont permis d'agir avec une grande rapidité.

3e OBSERVATION. — Planche 4.

En 1838, Mlle T....., jeune cantatrice anglaise, âgée de vingt et un ans, portait depuis l'enfance une obliquité antérieure des dents incisives et canines de l'arcade supérieure qui, non-seulement, gênait la prononciation, mais donnait à la bouche un aspect désagréable très-apparent. Dans le but d'y remédier, elle avait consulté trois des dentistes les plus distingués, qui tous avaient proposé l'extraction de toutes les dents de la mâchoire supérieure afin d'y suppléer par un dentier artificiel; d'autres avaient conseillé de limer d'un tiers les dents antérieures.

Effrayée de ces moyens, elle s'était décidée à garder sa difformité lorsque étant venue réclamer nos soins pour traiter une dent malade, elle eut connaissance de nos ressorts et nous pria d'entreprendre le traitement complet de sa bouche.

Nous constatâmes alors une obliquité antérieure des dents incisives et canines de la mâchoire supérieure, portée à un tel point, que le bord libre des incisives médianes s'éloignait de 3 lignes de la verticale, abaissée de la partie du bord alvéolaire.

La cause principale de cette difformité consistait dans le défaut de rapport entre le volume des dents l'étroitesse de l'arcade dentaire, et partant, de la voûte palatine. Ajoutons également l'influence du parler national. La distance alors existante entre les deux bicuspides n'offrait que 8 lignes de diamètre et 10 1/2 entre les deux dernières grosses molaires. Après dix-huit mois de traitement consistant dans l'extension de l'arcade alvéolaire au moyen de mes ressorts, nous avons obtenu 14 lignes de diamètre au lieu de 8, et 18 entre les grosses au lieu de 10 1/2; alors la difformité avait disparu, et la physionomie avait acquis sa grâce naturelle, ainsi qu'on le voit par les modèles de bouche n° 1 et n° 2.

La durée de ce traitement a été d'environ vingt-deux mois à deux ans.

4e OBSERVATION. — Planche 3.

M. D....., âgé de dix-huit ans, avait une dentition en très-mauvais état, par suite de la vicieuse disposition des dents occasionnée par le défaut de surveillance au moment où la seconde dentition a succédé à la première.

La rangée supérieure était carrée par suite de la proéminence des dents canines, il existait en outre un engrènement anormal et réciproque des deux arcades dentaires. C'est-à-dire que plusieurs des dents de ces deux mâchoires, et surtout les antérieures, avaient subi des déviations dans leur direction, variées pour chacune d'elles.

L'usage d'un ressort qui a précédé un plan incliné a entièrement triomphé des obliquités multiples que ces dents offraient. Cependant la mobilité de l'incisive médiane droite de la mâchoire inférieure était telle qu'il a fallu en opérer l'évulsion.

Cette opération a facilité, du reste, le replacement des autres dents, et l'espace vide laissé par son absence a été parfaitement comblé par celles voisines ; l'écartement, qui, au commencement de l'opération, était de 37 millimètres, à partir du centre de la seconde petite molaire gauche au centre de la petite molaire droite, est venu à 39 millimètres 1/2 pour la mâchoire inférieure, comme on le voit par les moules n° 1 et n° 2.

Ce résultat, un des plus beaux de toute ma carrière, a été obtenu en dix-huit mois.

5e OBSERVATION. — Planche 5.

En 1843, j'eus l'honneur de présenter à l'Institut une note ayant pour titre : De la déviation de la seconde dentition, et des moyens d'y remédier. Dans la même séance, il fut nommé une Commission pour apprécier les faits avancés dans cette note.

A cette même époque, j'eus occasion de faire voir à ces messieurs le jeune A. Defaurt, de Coulommiers, âgé de treize ans, qui m'avait été présenté par M. le docteur Lefebvre, pour corriger la difformité de sa bouche, qui présentait une obliquité antérieure telle, qu'on eût plutôt dit un museau qu'une bouche humaine, ce qui le défigurait étrangement. Il était aussi atteint d'un bégaiement des plus prononcés et d'une surdité assez forte.

Toutes ces choses furent examinées avec soin par MM. les membres de la Commission, ainsi que la fidélité de la bouche de ce jeune homme.

A l'examen de sa bouche, j'avais remarqué une extrême étroitesse et une grande élévation de la voûte palatine, ainsi qu'on le voit par le premier modèle qui offrait dans son écartement transversal, pris du centre de la grosse molaire du côté droit au centre de la grosse molaire du côté gauche, 3 centimètres 5 millimètres de distance.

En mai 1844, je conduisis de nouveau le jeune Defaurt chez ces messieurs; la distance de l'écartement prise ainsi qu'il a été dit plus haut, offrait 4 centimètres 5 millimètres, ainsi que l'indique le nouveau modèle.

En novembre de la même année, les mâchoires étaient parvenues à leur entier développement, les parties latérales (mesure toujours prise des mêmes grosses molaires) avaient alors 4 centimètres 9 millimètres de distance. Toutes les dents étaient parfaitement rangées, la voûte palatine abaissée à son niveau naturel, la partie antérieure de la bouche rentrée de manière à offrir un contour rond et gracieux.

Voir les moules de cette même époque.

Le bégaiement avait entièrement disparu, ainsi que je l'avais prévu. La surdité avait entièrement cessé.

La cessation du bégaiement doit assurément être attribuée à l'écartement et à l'abaissement de la voûte palatine ; quant à la cessation de la surdité, il est probable que le déplacement des os de la mâchoire aura facilité quelques dégagements dans les organes de l'ouïe. Je constate ici simplement le fait, sans vouloir entrer dans de plus grands développements.

On remarque du côté droit de cette mâchoire l'absence de la canine de lait ; l'intervalle qu'elle a laissé est presque suffisant pour loger la canine permanente ; cet intervalle sera encore plus espacé par l'absence de deux molaires primitives, qui seront remplacées par les deux petites molaires permanentes, qui seront d'un moindre volume.

J'ai laissé persister les premières dents, leur présence répondant mieux que tout ce que je pourrais dire aux allégations portées contre ces opérations, par un mémoire présenté à l'Institut en janvier

1844 et signé *Désirabode père et fils*, afin de réfuter ce que j'avais avancé dans ma note sur des faits précédemment obtenus.

Ces messieurs prétendent dans ce mémoire que le succès de ces opérations ne peut avoir lieu que par la perte consécutive des dents sur lesquelles l'opération a agi.

S'il en était ainsi, les dents primitives que nous voyons et qui ont subi pendant onze mois le travail de l'opération n'auraient pu y résister. On peut donc conclure, d'après cela, que la solidité des dents n'éprouve aucune altération, je dirai même plus, en se rangeant et en se coordonnant elles acquièrent une nouvelle et grande solidité.

Ajoutons que l'apparition de nouvelles dents se faisant suivant la direction donnée aux alvéoles et non dans la direction vicieuse où les premières sont apparues, il est bien évident que c'est le cercle alvéolaire qui s'est déplacé et non les dents qui ont été poussées sur ses bords ainsi que l'ont faussement prétendu MM. Désirabode.

6e OBSERVATION. — Planche 6.

Vers le commencement de 1854, nous fûmes consulté par mademoiselle de P....., âgée de treize ans, atteinte d'une obliquité à chaque mâchoire postérieure pour la mâchoire supérieure, antérieure pour celle inférieure, et d'une étroitesse de la voûte du palais provoquée par les dents de l'arcade inférieure sur celles de l'arcade supérieure. Ces obliquités étaient si saillantes qu'il en résultait pour la jeune personne un physique très-disgracieux. Aujourd'hui on la cite comme une très-jolie personne; en effet, on peut en juger même par la simple vue des modèles ci-joints. Le n° 1 pris avant l'opération nous offre 2 centimètres 9 millimètres de largeur, mesure prise du centre de la petite molaire supérieure gauche; le modèle n° 2, mesure prise des mêmes points, offre 3 centimètres 6 millimètres; c'est donc 7 millimètres d'extension.

Deux ans ont suffi pour obtenir ce résultat, qui dit plus en le voyant qu'on ne pourrait le faire en le décrivant.

Nous avons employé pour cela le plan incliné et le ressort extenseur.

Nous rapporterons sommairement les trois observations suivantes, car nous n'avons pas cru devoir faire dessiner les moules qui s'y rattachent, les six planches qui suivent devant, nous l'espérons, entraîner suffisamment la conviction de nos lecteurs.

En février 1843, nous avons posé un ressort extenseur à Mlle de Saint-R.....; ce ressort était placé de manière à écarter les parties latérales de l'arcade alvéolaire supérieure, afin de donner assez de place aux dents antérieures qui, en ayant manqué, se trouvaient déviées.

De cette première époque au mois de juillet 1844, l'écartement avait gagné 3 millimètres, et la partie antérieure s'était bien mieux alignée. La régularité de la bouche ne laissait rien à désirer.

En octobre 1846, nous avons posé à Mlle Laure L....., âgée de douze ans, un ressort extenseur de la mâchoire inférieure. Les dents étaient mal coordonnées, par suite de l'extraction inopportune et prématurée des dents primitives, dans le but d'obtenir ainsi la distance nécessaire à l'évolution de toutes les dents de la seconde dentition.

La mâchoire supérieure était aussi très-irrégulière, notamment à sa partie antérieure.

D'octobre en mars 1847, la différence en plus est de 7 millimètres, mesure prise au centre des secondes petites molaires inférieures.

Toutes les dents sont dans un état de parfaite régularité.

En mars 1847, nous avons posé à Mlle A. de M...., âgée de douze ans, un plan incliné et un ressort extenseur pour réduire la déviation des grandes incisives supérieures, et pour opérer l'extension de la voûte palatine, afin de gagner la place nécessaire aux canines dont la position a été complétement envahie par les incisives et les petites molaires, l'extraction des deux temporaires ayant été faite prématurément. De mars au 28 mai, l'extension était déjà de 5 millimètres, mesure prise entre les secondes petites molaires.

Depuis cette époque, Mlle de M.... habite la campagne, l'opération s'est trouvée interrompue. Cependant l'impulsion ayant été donnée, l'extension des arcades alvéolaires s'est si bien faite que les canines supérieures ont pu faire leur éruption dans des conditions favorables. Lorsque nous pûmes continuer l'opération, les grandes incisives avaient aussi considérablement profité de l'extension, et nous avons pu déterminer le mouvement de rotation qu'il est si difficile d'obtenir.

Planche N° 1.

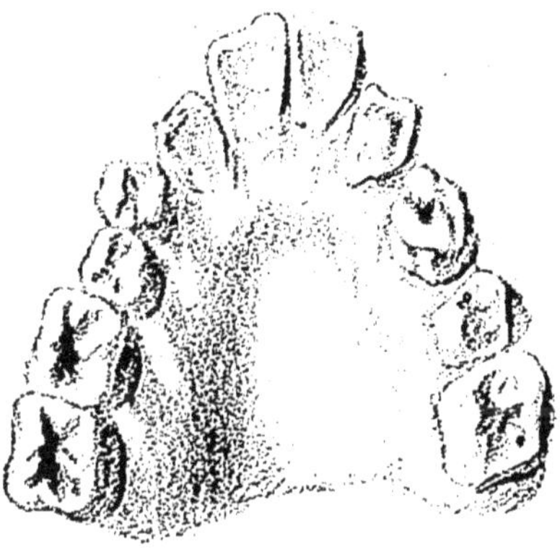

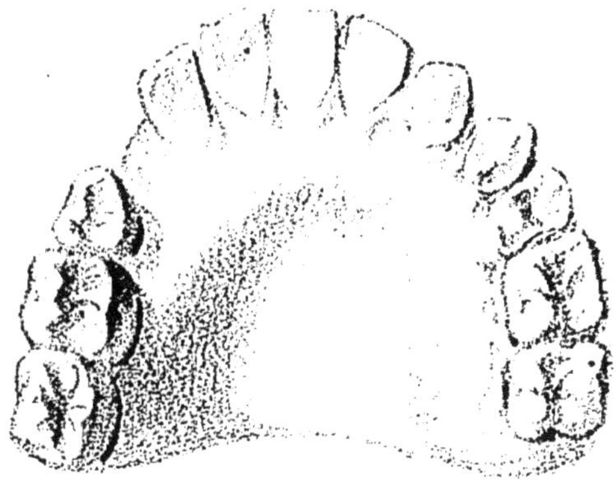

2

1

après l'opération.

avant l'opération

1

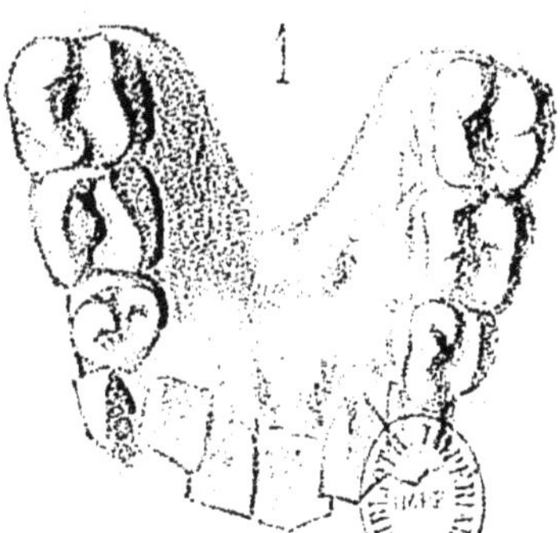

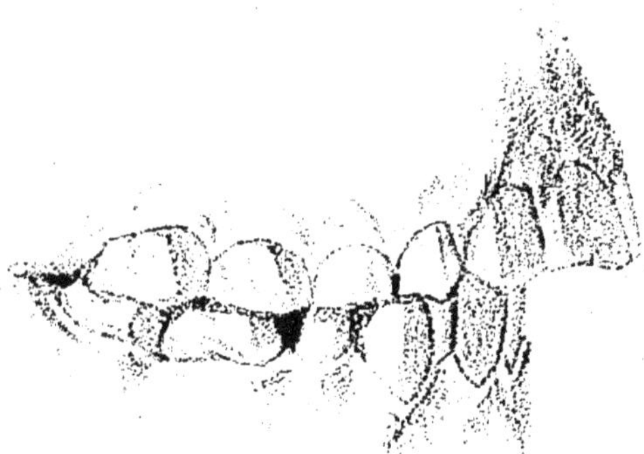

Planche N° 2

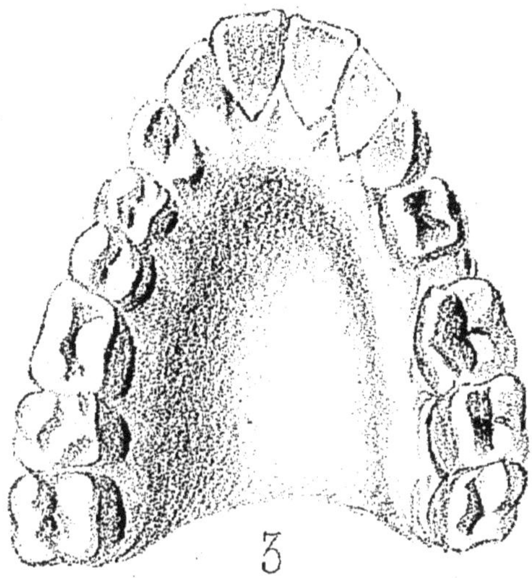

3

avant l'opération.

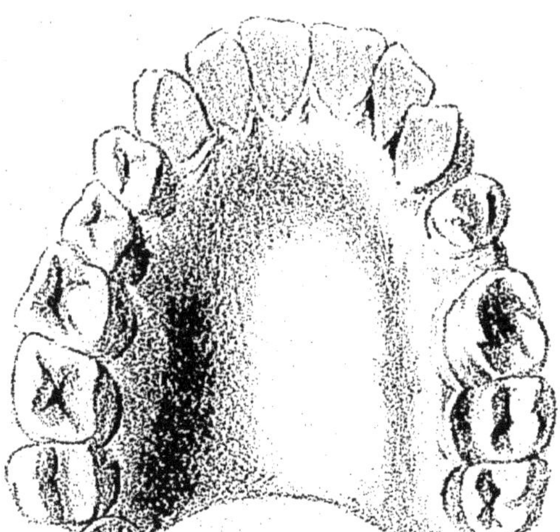

4

après l'opération.

Planche, N° 3.

avant l'opération — après l'opération.

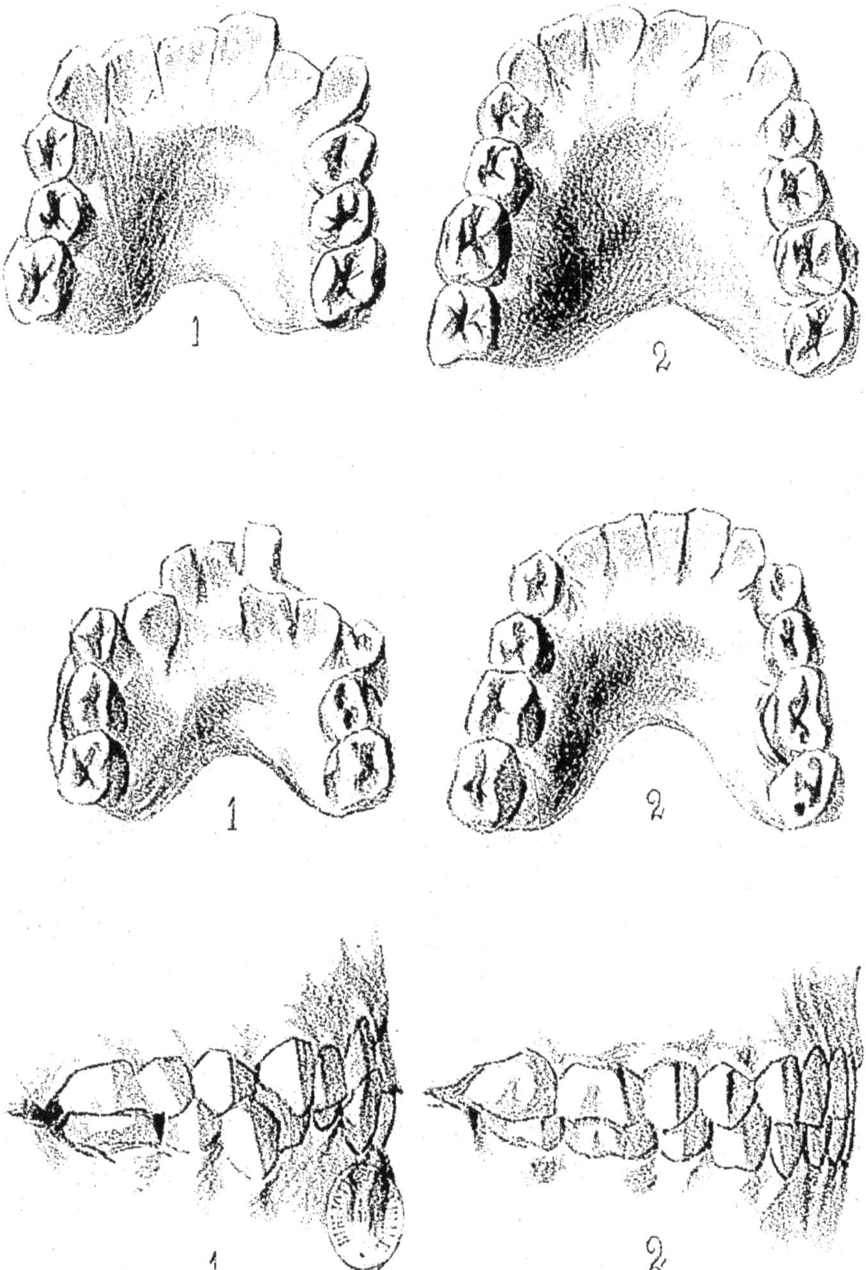

Planche, N° 4.

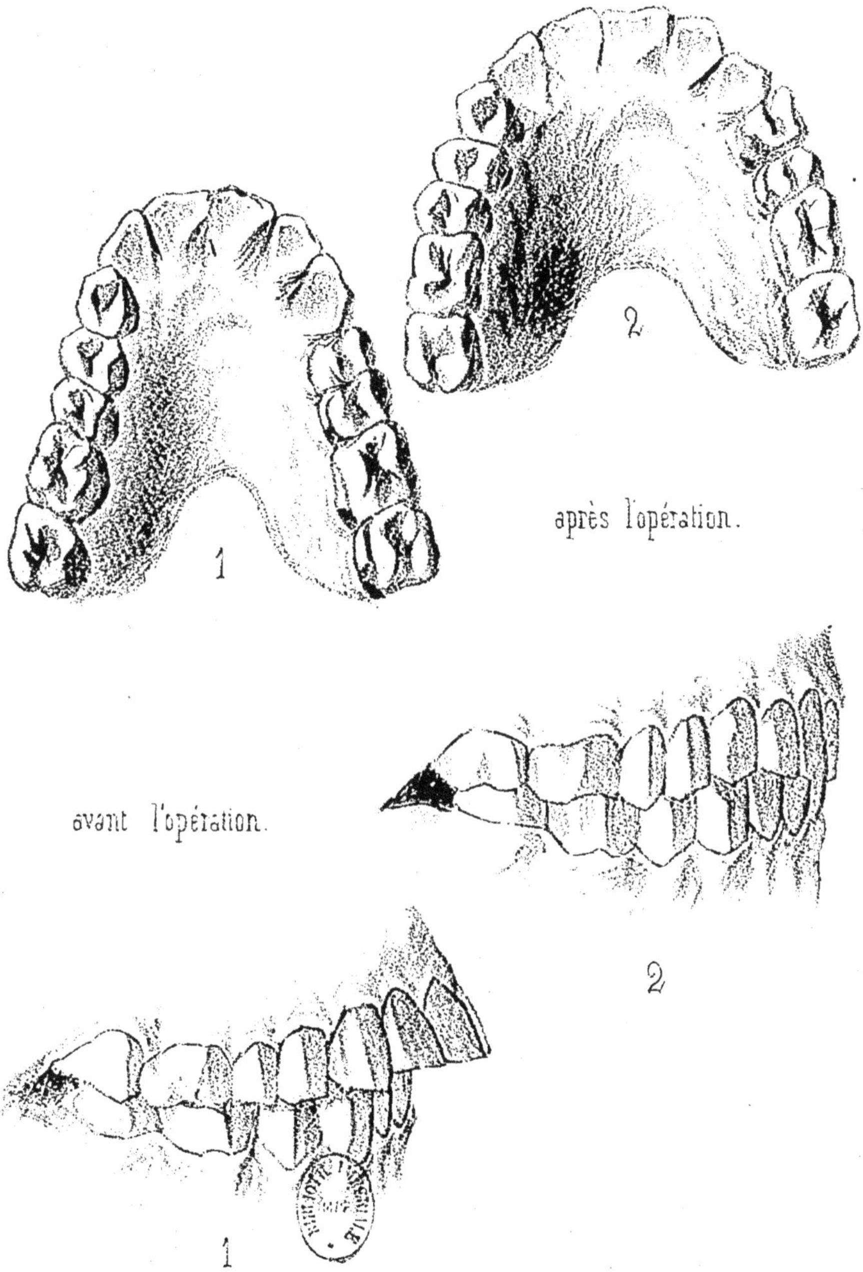

Planche N°. 5.

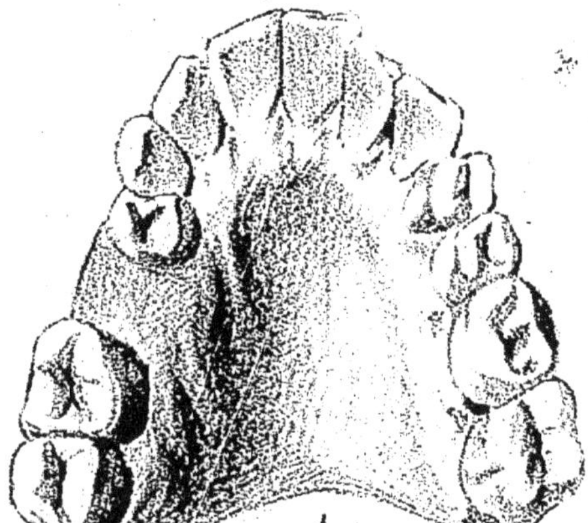

1

avant l'opération.

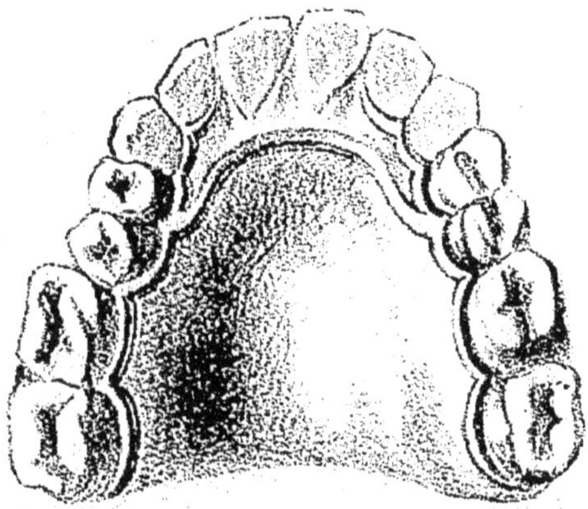

aprés l'opération.

2

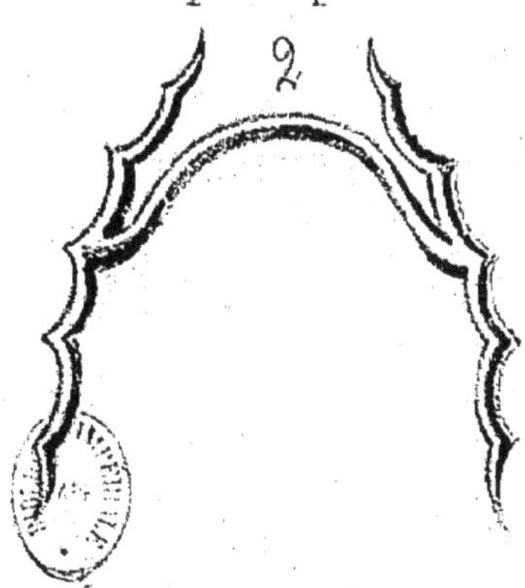

Planche N°. 6.

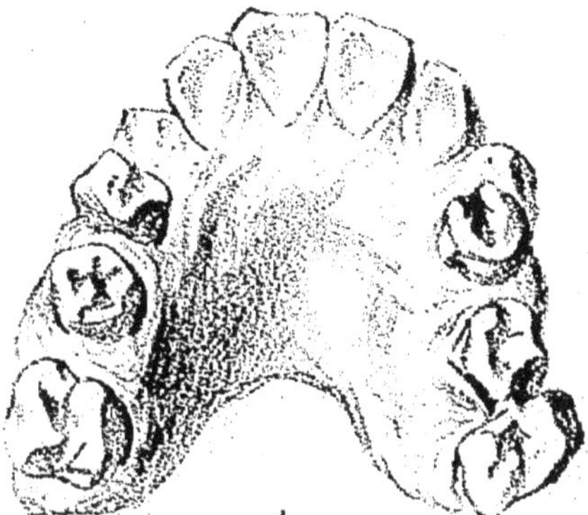

1

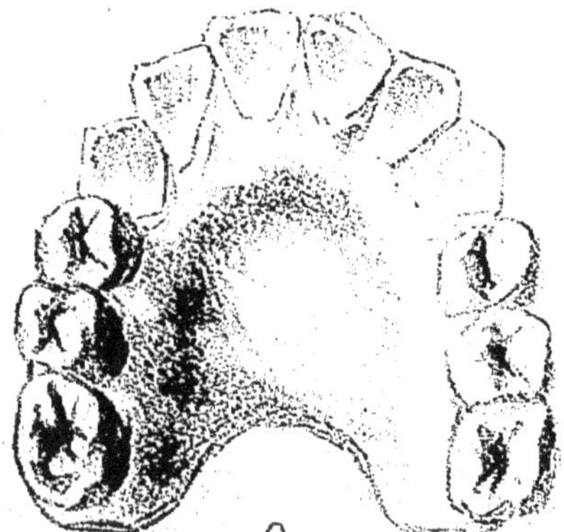

2

avant l'opération.

après l'opération

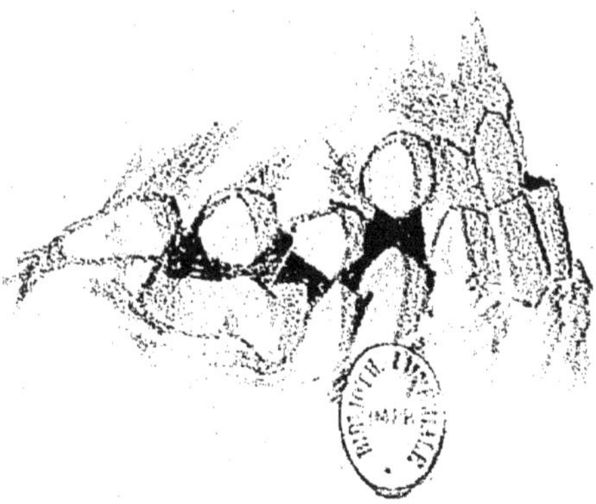

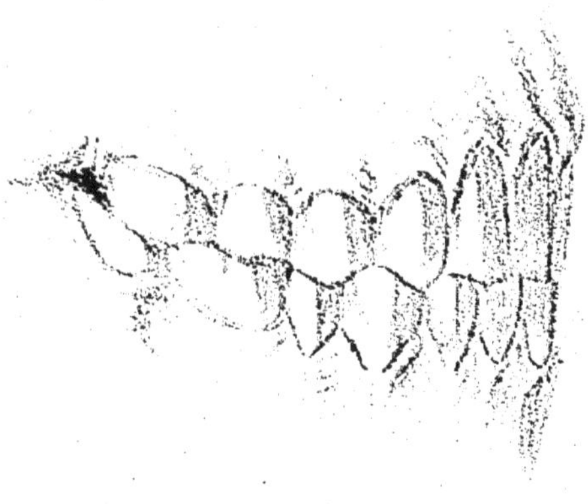

www.ingramcontent.com/pod-product-compliance
Ingram Content Group UK Ltd.
Pitfield, Milton Keynes, MK11 3LW, UK
UKHW031941260826
14628UKWH00004B/1776

9 782013 071314